ÉTUDE D'UN CAS ANORMAL

DE

SCLÉROSE LATÉRALE

AMYOTROPHIQUE

PAR

Madame GALONIER, née Zénaïde GRATZINSKY

DOCTEUR EN MÉDECINE

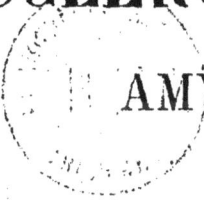

MONTPELLIER
IMPRIMERIE FIRMIN, MONTANE
MONTANE, SICARDI ET VALENTIN, Successeurs
Rue Ferdinand-Fabre et quai du Verdanson

1911

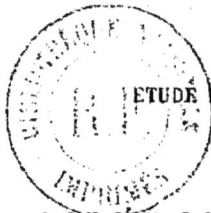

ETUDE D'UN CAS ANORMAL

DE

SCLÉROSE LATÉRALE

AMYOTROPHIQUE

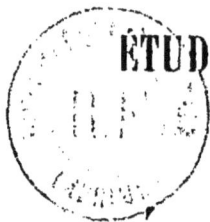

ÉTUDE D'UN CAS ANORMAL

DE

SCLÉROSE LATÉRALE

AMYOTROPHIQUE

Madame GALONIER, née Zénaïde GRATZINSKY

DOCTEUR EN MÉDECINE

MONTPELLIER
IMPRIMERIE FIRMIN, MONTANE
MONTANE, SICARDI ET VALENTIN, Successeurs
Rue Ferdinand-Fabre et quai du Verdanson

1911

PERSONNEL DE LA FACULTÉ

Administration

MM. MAIRET (✻)............. Doyen.
SARDA................. Assesseur.
IZARD..........,.......... Secrétaire.

Professeurs

Clinique médicale................................	MM. GRASSET (✻).
	Chargé de l'enseig᙮ de pathol et thérap.génér
Clinique chirurgicale............................	TEDENAT (✻).
Thérap᙮utique et matière médicale......,......	HAMELIN (✻).
Clinique médicale...............................	CARRIEU.
Clinique des maladies mentales et nerveuses.......	MAIRET (✻).
Physique médicale...............................	IMBERT.
Botanique et histoire naturelle médicales..........	GRANEL.
Clinique chirurgicale............................	FORGUE (✻)
Clinique ophtalmologique........................	TRUC (✻).
Chimie médicale................................	VILLE.
Physiologie.;................•.................	HEDON.
Histologie......................................	VIALLETON.
Pathologie interne........................ ᙮᙮	DUCAMP.
Anatomie......................................	GILIS (✻).
Clinique chirurgicale infantile et orthopédie.......	ESTOR.
Microbiologie..................................	RODET.
Médecine légale et toxicologie...................	SARDA.
Clinique des maladies des enfants................	BAUMEL.
Anatomie pathologique..........................	BOSC.
Hygiène.......................................	BERTIN-SANS (A).
Pathologie et thérapeutique générales............	RAUZIER.
	Chargé de l'enseignement de la clinique médicale.
Clinique obstétricale............................	VALLOIS.

Professeurs adjoints : MM. DE ROUVILLE, PUECH, MOURET.
Doyen honoraire : M. VIALLETON.
Professeurs honoraires : MM. E. BERTIN-SANS (✻), GRYNFELTT.
Secrétaire honoraire : M. GOT.

Chargés de Cours complémentaires

Clinique ann. des mal. syphil. et cutanées...	MM. VEDEL, agrégé.
Clinique annexe des maladies des vieillards.	VIRES, agr. lib. (ch. de c.)
Pathologie externe...........................	LAPEYRE, agr.l.(ch. de c.)
Clinique gynécologique......................	DE ROUVILLE, prof.-adj.
Accouchements.............................	PUECH, profes.-adjoint.
Clinique des maladies des voies urinaires...	JEANBRAU, a.l. (ch. de c.)
Clinique d'oto-rhino-laryngologie...........	MOURET, profes.-adj.
Médecine opératoire.........................	SOUBEYRAN, agrégé.

Agrégés en exercice

MM. GALAVIELLE.	MM. LEENHARDT.	MM. DELMAS (Paul).
VEDEL.	GAUSSEL.	MASSABUAU.
SOUBEYRAN.	RICHE.	EUZIERE.
GRYNFELTT (Ed.).	CABANNES.	LECERCLE.
LAGRIFFOUL.	DERRIEN.	FLEIG, chargé des fonct.

Examinateurs de la thèse ;

MM. CARRIEU, *président.*	MM. GALAVIELLE, *agrégé.*
BAUMEL, *professeur.*	EUZIERE, *agrégé.*

A LA MÉMOIRE DE MA MÈRE

A MON PÈRE

A MON MARI

A MA SOEUR ET MON FRÈRE

A MES BEAUX-PARENTS

A TOUS CEUX QUI ME SONT CHERS

Z. GALONIER.

A MON PRÉSIDENT DE THÈSE

MONSIEUR LE DOCTEUR CARRIEU

PROFESSEUR DE CLINIQUE MÉDICALE

A TOUS MES MAITRES
DE L'UNIVERSITÉ DE MONTPELLIER

Z. GALONIER.

A ce moment qui met un terme à nos études médicales, il nous reste à remplir un devoir bien doux, celui de remercier nos maîtres pour tous les enseignements que nous avons reçus d'eux.

Nous nous adresserons tout d'abord à M. le professeur Carrieu, qui nous fait l'honneur de présider notre thèse. Dans son service si vivant de l'Hôpital-Suburbain, nous avons acquis la plus grande part de nos connaissances cliniques ; nous n'oublierons pas ses leçons si profitables, et nous l'en remercions du fond du cœur.

La bienveillance que nous a témoignée M. le professeur Baumel s'est encore étendue d'une façon plus intime à un être qui nous est cher. Il comprendra quels sentiments de double reconnaissance nous gardons précieusement pour lui, et combien nous penserons longtemps à l'éminent pédiâtre et au médecin si judicieux que nous avons rencontrés en lui.

C'est à M. le professeur agrégé Galavielle que nous sommes redevable de ce que nous savons en thérapeutique. Nous nous rappelons avec quelle clarté et quelle précision il nous a familiarisé avec cette science que certains disent aride. C'était un charme véritable que de suivre son enseignement, et nous lui adressons ici nos remerciements les plus sincères.

M. le professeur agrégé Euzière a bien voulu faire partie de notre jury de thèse. Qu'il veuille bien croire à notre gratitude. Nous n'oublierons pas ses cours où l'élégauce de la forme le disputait à l'intérêt des questions qu'il exposait de si brillante façon.

Nous remercierons M. le docteur Anglada, chef de clinique, pour les conseils qu'il nous a donnés dans la rédaction de ce travail, et pour l'observation qu'il nous a aimablement fournie.

Nous conserverons enfin un souvenir de très forte sympathie pour tous ceux qui ont bien voulu s'intéresser à nous, ou nous marquer leur amitié pendant ces quelques années d'études.

ÉTUDE D'UN CAS ANORMAL

DE

SCLÉROSE LATÉRALE

AMYOTROPHIQUE

I

INTRODUCTION

C'est en fréquentant le service de notre maître, M. le professeur Carrieu, que notre attention a été attirée par une malade dont l'histoire clinique méritait de nous intéresser au plus haut point. Cette femme, porteur d'une affection médullaire chronique, présentait le syndrome général de la sclérose latérale amyotrophique ou maladie de Charcot. Mais à ce syndrome s'ajoutaient certains caractères un peu spéciaux que nous n'avions pas eu l'occasion de constater chez des malades atteints de lésions semblables. Il y avait notamment deux faits particuliers qui ne cadraient nullement avec la description habituelle et classique que les livres font de la maladie de Charcot. En premier lieu, l'apparition de phénomènes douloureux, dont certains étaient continus et violents, avec des exacerbations qui arrachaient des cris de douleur à la malade. En outre, les phénomènes paraplégiques qu'elle présentait avaient pris un aspect très spécial, qu'il ne nous avait pas été donné de retrouver dans d'autres observations de sclérose latérale amyotrophique, une paraplégie en flexion forcée.

C'est ce qui nous a donné l'idée de consacrer à l'étude un peu détaillée de cette observation, notre thèse inaugurale. M. le docteur Anglada, chef de clinique de M. le professeur Carrieu, a bien voulu nous aider de ses conseils et nous a donné l'observation originale qu'il avait communiquée avec ses caractéristiques et les considérations qui en découlent, à la Société des Sciences Médicales de Montpellier, le 23 juin 1911. Il serait inutile, et à vrai dire en dehors des limites que nous avons tracées à notre thèse, de passer en revue les différents travaux qui se rapportent à la sclérose latérale amyotrophique. L'historique de cette maladie, « sortie toute armée, comme certaine déesse de l'antiquité, du cerveau de son créateur », peut, ainsi que le demande Marie, se résumer en ces trois mots : maladie de Charcot. C'est en 1865 que Charcot remarquait qu'à l'autopsie de certains malades atteints d'amyotrophie progressive, il existait une sclérose des faisceaux latéraux ; en 1869 avec Joffroy, en 1871 avec Gombault, en 1872 et en 1874 dans ses leçons cliniques, Charcot en faisait une entité clinique et la différenciait de l'atrophie musculaire progressive à forme banale. Dès lors, des travaux nombreux, des thèses, les traités classiques, consacrent une part importante à la description du tableau clinique identifié par Charcot.

Quelles que soient les idées actuelles sur la sclérose latérale amyotrophique, si certains n'en font qu'une systématisation particulière d'une sclérose en plaque diffuse, il

est indiscutable qu'au point de vue clinique la maladie
de Charcot reste une entité bien définie. Seulement, à mesure que les observations s'en multipliaient, on se rendait
compte qu'il était urgent d'élargir un peu les limites for-
cément schématiques que lui avait données l'auteur de sa
première description. Ici comme dans la plupart des maladies et des syndromes, il y a moins de maladies que de
malades ; et les autopsies aidant, on arrivait à retrouver
des types pathologiques qui, par la prédominance d'un
symptôme, l'apparition d'un caractère anormal, le mode
de début, montrent que pour la maladie de Charcot il faut
songer à l'existence de formes variées, s'écartant plus ou
moins de la forme étalon, mais faisant toujours partie du
même groupement. En somme, à la sclérose latérale amyo-
trphique, entité nettement distincte, et à bon droit, dans
le cadre nosologique, correspondent quelques variétés cliniques.

En ce qui concerne les deux faits anormaux que nous
venons de signaler dans l'observation qui sera donnée *in
extenso* au cours de ce travail, la bibliographie est singu-
lièrement pauvre, constatation qu'implique la rareté de
semblables manifestations.

Les douleurs ne font pas partie de la maladie de Charcot, ce n'est qu'à titre assez exceptionnel qu'on les retrouve signalées. Florand, déjà, en 1887, avait donné quelques observations ; on peut y joindre celles de Shoukhi-
noff, de Claude et Lejonne, de Lejonne et Lhermitte, de
Chartier et Kojevnikoff. On les trouvera au cours de ce
travail. Nous n'avons retrouvé nulle part, dans les très
nombreuses observations que nous avons pu dépouiller, un
type de paraplégie en flexion, semblable au nôtre. Il nous
a semblé pourtant très intéressant de l'étudier en le rap-
prochant de cas qui font les frais de discussions actuel-

les à la Société de Neurologie, et qui sont dus à Babinski,
Souques, Claude, ou de faits un peu plus anciens de Babinski, Noïca.

Ces cas sont encore trop rares pour en tirer des enseignements pathogéniques, mais il n'est pas inutile d'en
faire tout au moins une réunion.

Voici donc le plan que nous avons suivi. Nous n'avons
pas voulu faire l'étude générale de la sclérose latérale
amyotrophique, mais bien d'une observation anormale
d'un cas que nous avons eu sous les yeux. Après une
étude, aussi brève que possible, du tableau classique de
la maladie et des formes principales qui s'y rattachent,
nous donnerons l'observation très détaillée que nous a
fournie Monsieur le docteur Anglada. Nous rassemblerons
ensuite en deux chapitres principaux tout ce qui a été pu-
blié comme observations de formes douloureuses ou de
paraplégie en flexion, et nous en tirerons quelques notions
particulières se rattachant à l'histoire de notre malade.

Il ne faudra donc pas chercher ici d'études générales
étiologiques, symptomatologiques, anatomo-pathologiques,
diagnostiques. C'est avant tout l'histoire d'un cas clinique,
de ses particularités, et d'autres cas déjà connus, qu'on
peut lui superposer.

II

ÉTUDE GÉNÉRALE DE LA SCLÉROSE LATÉRALE
AMYOTROPHIQUE ET DE SES ANOMALIES

A. — Type classique, a début par les membres supérieurs

Il est essentiellement constitué par l'association de deux troubles, fonctions de deux lésions, portant sur deux systèmes de la moelle : les cornes antérieures, les faisceaux pyramidaux et antéro-latéraux. D'une façon générale, on peut ainsi caractériser la maladie : parésie progressive de certains muscles, suivie bientôt d'atrophie et le plus souvent de contractures de ces muscles, ou de phénomènes analogues.

Ici, le point de départ classique se fait dans les membres supérieurs, d'abord parésie, raideurs, contractures parfois, et atrophie précédée de contractions fibrillaires. Il faut distinguer entre les véritables contractures et les pseudo-contractures par rétraction, réflectivité exagérée Pas de vrais phénomènes douloureux qui ne font pas partie de la maladie ; on peut simplement signaler des crampes plus ou moins caractérisées. La contractilité électrique ne diminue que très lentement.

Consécutivement à ce syndrome supérieur, se développent, toujours dans le tableau classique, des troubles dans les membres inférieurs ; ils sont beaucoup moins accusés.

D'abord faiblesse, puis parésie, puis contracture ; d'abord sous formes de spasmes transitoires, de raideurs, de trémulations. Devenant secondairement contracture permanente, elle s'accompagne d'exagération des réflexes, souvent de trépidation épileptoïde. Elle n'est signalée qu'en extension. L'atrophie est bien moins prononcée, quand elle existe, que dans les membres inférieurs.

La paralysie gagnera successivement les muscles de la nuque et du tronc, et si une cause de mort quelconque ne vient pas interrompre la maladie, c'est finalement le tableau bulbaire qui couronnera ce syndrome avec sa symptomatologie glosso, labio, laryngée. La durée moyenne de l'affection est de deux à trois ans, mais peut en être restreinte ou prolongée.

Telle est l'évolution habituelle de ce que nous avons appelé le type classique. Quelques détails le préciseront, sans sortir des limites que nous nous sommes volontairement données.

La parésie et la paralysie marquent en général le début ; il est à remarquer que c'est de la paralysie avec atrophie, et non de la paralysie par atrophie, elle peut même précéder d'assez loin l'atrophie.

La contracture existe à un degré variable, souvent précédée de crampes peu douloureuses ou de raideurs, parfois de tremblements. La contracture est en extension aux membres inférieurs, en flexion au supérieurs.

L'atrophie musculaire, symptôme capital, précédée ou accompagnée de mouvements fibrillaires, suit la marche de l'atrophie Aran Duchenne ; débutant par les muscles de l'éminence thénar ou par 's trois premiers interosseux, gagnant successivement la main, qui se met en griffe, l'avant-bras qui se met en pronation, le bras qui demeure collé au tronc, l'épaule. C'est d'une façon plus tardive qu'elle prendra, à un taux bien moindre, les membres inférieurs ; plus tardivement encore les muscles innervés par les noyaux bulbaires.

Nous avons signalé l'exagération des réflexes, l'établissement de la réaction de dégénérescence. La sensibilité, superficielle et profonde, est normale en général ; fait intéressant pour notre thèse, l'élément douleur ne fait pas partie du tableau de la maladie.

Les sphincters ne sont pas touchés.

B. — Types non classiqués et a formes anormales

A côté du tableau très schématique et très résumé de la sclérose latérale amyotrophique, qui répond à la physionomie classique et habituelle, on trouve des modalités diverses, les unes ne s'écartant que très peu de la description de Charcot, les autres offrant au contraire des dissemblances assez grandes. A détailler d'une façon excessive ces différences et ces variétés, on créerait des formes très nombreuses. Nous nous contenterons de mentionner les plus importantes, puisque en fait, ce qui doit nous occuper ici, ce sont deux ordres particuliers de phénomènes, la douleur, la paraplégie en flexion.

Fait à signaler dès maintenant, c'est que, en général, les formes larvées de la sclérose latérale, sont pour beaucoup bien plus dissemblables dans leur début qu'au moment où la maladie s'est déjà affirmée depuis de longs mois. Il semble qu'alors le tableau se généralise par les acquisitions successives spasmodiques ou trophiques, et se rapproche davantage du type classique. Au moment même où ces acquisitions successives et progressives se faisaient,

— 16 —

la différenciation et la netteté des formes étaient plus caractérisées.

Il y a donc des maladies de Charcot anormales par leur début, et ce sont tout d'abord celles-ci que nous allons passer en revue.

Nous avons vu que la marche et la répartition des troubles commençait en général par les membres supérieurs, paraplégie cervicale avec atrophie, se continuait par l'envahissement des membres inférieurs, et se terminait enfin, si le malade faisait les frais d'une maladie complète, par des troubles bulbaires qui le conduisaient à la mort ; ces différentes manifestations évoluant symétriquement, mais avec une prédominance marquée, simplement au début du reste, pour un des membres.

La maladie débutant généralement par les membres supérieurs, on trouve ici deux modalités possibles autres que celle que nous venons de résumer. La première débute non plus par l'extrémité du membre, mais par sa racine ; la maladie ressemble physiquement pour un temps plus ou moins long à la myopathie scapulo-humérale, c'est la forme radiculaire de Dejerine. La seconde prend bien l'extrémité du membre, mais elle simule l'atrophie Aran Duchenne type, sans présenter un des éléments primordiaux de la sclérose, la spasmodicité. Ces cas, cliniquement douteux, sont prouvés à l'autopsie (Raymond et Riklin 1900).

Un autre mode de début est celui des membres inférieurs, bien moins fréquent tout en étant très loin d'être exceptionnel. Notre observation en constitue une modalité. Ici, marche ascendante de la maladie ; à la parésie des membres succèdent les phénomènes de contracture qui peuvent masquer l'atrophie et constituent un type spasmodique caractéristique. Membres supérieurs et bulbe ne se prendront que postérieurement. C'est la forme dite de paraplégie spasmodique. Nous ne faisons qu'indiquer la forme hémiplégique, aussi discutée qu'elle est rare.

L'évolution peut se manifester encore primitivement par des troubles bulbaires ou bulbomédullaires, réalisant progressivement le tableau de la paralysie glosso, labio-laryngée qui n'est, dans la sclérose classique, que l'aboutissant final. Pour pas mal d'auteurs, du reste, ce mode de début serait excessivement fréquent, et pour certains, la paralysie glosso-labiée de malades, morts par elle, n'était que la manifestation initiale d'une sclérose latérale amyotrophique, qui n'eût pas le temps d'évoluer.

Dans certains cas, enfin, les troubles psychiques légers ou intenses sont le premier acte de la scène pathologique.

Pour ces différents processus, les mêmes données sont de mise que pour le type général que nous avons décrit le premier, c'est-à-dire absence de troubles de la sensibilité objective et subjective, évolution vers la paralysie bulbaire, absence de troubles sphinctériens, présence fréquente de contractions fibrillaires dans les muscles atteints, parésie ou paraplégie spasmodique des membres, en flexion aux membres supérieurs, en extension aux membres inférieurs.

Par modification de quelques-uns de ces caractères, la sclérose latérale amyotrophique peut prendre une physionomie particulière. Dans notre observation, nous avons relevé la présence de phénomènes douloureux, et d'un type de paraplégie spéciale, qui ne trouve pas d'homologue dans la littérature médicale ; ce sont donc ces deux modalités qui vont nous intéresser. Elles ont été déterminées par des lésions qui sont bien les lésions de la maladie de Charcot, puisqu'il y a association de localisations pyramidales aux localisations des cornes antérieures.

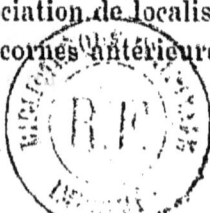

2

La sclérose latérale amyotrophique pouvait sans doute étendre son aspect clinique, lorsque aux localisations bul-bomédullaires classiques s'ajoutent des lésions des autres parties de la moelle, mais elle fait alors partie des scléroses associées ou combinées, et ce n'est plus la maladie de Charcot véritable.

Nous donnerons dans un chapitre spécial, l'observation de notre malade qui met, en vedette, au milieu de la physionomie banale de la sclérose, les deux faits particuliers que nous avons déjà suffisamment indiqués.

III

Observation originale

SCLÉROSE LATÉRALE AMYOTROPHIQUE DOULOUREUSE AVEC PARAPLÉGIE EN FLEXION INTENSE

Observation communiquée par le Dr Anglada, chef de clinique (1)

Coste Marie entre le 16 septembre 1910 dans le service de M. le professeur Carrieu, salle Bichat, numéro 11, pour paraplégie douloureuse, avec contracture extrême des membres inférieurs, phénomènes douloureux et parésiques des membres supérieurs.

C'est une femme de 41 ans, très affaiblie. Son passé paraît normal au point de vue pathologique, notamment absence d'antécédents syphilitiques et tuberculeux. Etant enfant, elle a eu la rougeole. Réglée à 17 ans, et depuis, régulièrement ; ses règles sont actuellement plus abondantes et durent davantage qu'il y a quelques mois. Six grossesses menées à terme ; deux enfants morts en bas âge d'une affection restée imprécisée. Une fausse-couche il y a deux ans. Pas d'éthylisme, pas d'intoxications profession-

(1) Communiquée avec la documentation s'y rapportant, par M. le Dr Anglada à la Société des Sciences Médicales de Montpellier, le 23 juin 1911

nelles. Le mari est en bonne santé. La malade ne donne pas l'impression d'être anormalement nerveuse. Elle déclare n'avoir jamais eu de crises.

La malade qui est autant frappée par l'intensité des phénomènes douloureux que par les troubles de la motricité, fait remonter le début de sa maladie à une date précise, 16 mois. Elle avait pris froid, et en cherchant à produire par des bains locaux très chauds une sudation exagérée des membres inférieurs, elle a constaté qu'ils devenaient raides. En même temps seraient apparus des phénomènes douloureux dans les cuisses et les hanches. La raideur et la gêne fonctionnelle se sont rapidement changées en contracture intense, avec rétraction des membres inférieurs, et douleurs violentes particulièrement dans les mollets et les régions coxofémorales. Six mois après qu'elle garde le lit, la contracture en flexion définitive, qui ne s'est affirmée, du reste, qu'après des alternatives de flexion et d'extension des membres inférieurs, mouvements involontaires légèrement spasmodiques (quatre mois).

Les phénomènes douloureux des membres supérieurs sont plus récents, et datent d'à peu près huit mois ; quant à la gêne dans les mains, son apparition ne peut être précisée, elle est en tout cas plus récente que les troubles des membres inférieurs, et leur est consécutive.

En fait, en remontant dans les antécédents de la malade, on s'assure que depuis longtemps déjà, alors que le fonctionnement des membres supérieurs était normal, elle ressentait sinon des troubles précis, tout au moins une sensation de faiblesse et de fatigue facile dans les jambes (une dizaine d'années).

Elle assure que depuis six mois son état reste stationnaire, sans modifications importantes, tel que l'examen actuel permet de le préciser.

Examen actuel, 17 septembre 1910 :

Cette femme est, au point de vue de l'aspect général,
très amaigrie. Elle ne peut se mobiliser dans son lit et
se tient constamment en décubitus latéral, toute autre position étant rendue intolérable par la contracture intense
des membres inférieurs. Les pieds sont en varus équin,
les jambes sont fléchies, replies, accolées à la face postérieure des cuisses. Les cuisses se relèvent en flexions exa-
gérées, très rapprochées du plan abdominal. Ces signes
sont symétriques, avec pourtant, une accentuation légère
à droite.

Tout essai de mobilisation volontaire est inutile. La
malade a seulement conservé de petits mouvements dans
les doigts des pieds. Si on essaye de provoquer une mobilisation passive, on n'arrive qu'à défléchir si légèrement
les jambes, qu'on ne peut glisser complètement la main
dans le creux poplité. Il faut pour cela déployer une force
considérable, presque de la violence. En prenant la malade
par les talons, on la soulève de son lit sans déterminer
d'extension.

Ces tentatives, sans résultats appréciables, ne sont pas
douloureuses, elles déterminent au contraire, une sensation reposante d'étirement qui soulage la malade ; et elle
les réclame elle-même. C'est seulement dans le bassin que
siégent alors des douleurs, qui sont légères. On a l'impression d'articulations bridées par des rétractions que
les efforts prolongés n'arrivent pas à vaincre.

Les douleurs spontanées sont violentes, non continues,
se répétant sous forme d'accès. Sensation d'écrasement, de
brûlure, à siège principal dans les fesses, les hanches, les
cuisses, s'irradiant à la partie postérieure des mollets
sans atteindre les pieds. Elles arrachent à la malade des
gémissements et souvent de véritables cris de souffrance.

Pas de crampes, de fourmillements, très forte sensibilité au froid dès que les couvertures sont rejetées du lit.

Au point de vue de la recherche des différents modes de sensibilité, on ne trouve rien d'anormal. Pas d'hypéresthésie, d'hypoesthésie, de paresthésie à la piqûre, au contact, à la chaleur. L'application d'un corps froid ne détermine pas la même sensation générale que l'exposition des membres à l'air, et ne fait pas apparaître de mouvements de défense.

La compression du tendon d'Achille de la crête tibiale, des régions articulaires, est normalement perçue. Sensibilité profonde intacte. La pression des masses musculaires où siégent les douleurs spontanées est indolore ; indolore aussi la pression des principaux nerfs, qui ne sont pas modifiés comme volume.

L'état de contracture excessive et de rétraction extrême des membres ne permet pas de rechercher les réflexes tendineux. Pas de contraction du quadriceps. La recherche du réflexe plantaire détermine un retrait en bloc des doigts du pied gauche, à droite le signe de Babinski est net. La recherche des réflexes cutanés montre qu'ils sont abolis ; pas de réaction de défense.

Cuisses et jambes sont atrophiées surtout dans leur partie postérieure. On sent un matelas musculaire très réduit, dur, tendu, sans relief. Les tendons saillent. La peau flotte sur les os ; elle est froide, comme écailleuse, poils abondants ; pas de sudation ; la peau est sèche. Pas de modifications particulières des articulations. Les pieds sont en varus, particulièrement le pied droit rejeté en dehors. Les ongles sont cassants, les doigts atrophiés et bleuâtres avec quelques ulcérations superficielles.

Sans qu'il y ait relâchement total des sphincters, la malade perd parfois quelques gouttes d'urine et un peu

de matières fécales dans le lit. Elle est, du reste, tantôt
constipée ; tantôt elle présente de la diarrhée.

Les signes physiques les plus caractéristiques aux membres supérieurs sont l'atrophie symétrique des deux mains,
atrophie portant sur les éminences thénar et hypothénar et
les interosseux. L'extension et la flexion persistent, mais
très atténuées, tout mouvement d'adduction est impossible. A droite, la main est fortement rejetée en dehors
en faisant un angle accentué. La mobilisation des avant-
bras et bras se fait sans gêne, avec seulement de la faiblesse. Il y a une grande maladresse dans les mouvements de préhension, et un objet une fois saisi, la malade
ne peut le garder longtemps dans sa main.

La mobilisation provoquée du poignet et des doigts, se
fait sans qu'on éprouve de difficultés ; pas de résistance,
pas de contracture, pas de douleur. Pas de mouvements
spasmodiques, pas de tremblements.

Les douleurs spontanées accusées par la malade, n'ont
pas l'intensité de celles des membres inférieurs. Ce sont
des élancements rayonnant principalement dans la région
scapulo-humérale.

Les sensibilités superficielles et profondes sont normales, pas d'astéréognosie. Les bras et les avant-bras sont
maigres comme les autres parties du corps, mais il n'y a
d'atrophie qu'aux deux mains et particulièrement à droite.
Pas de troubles de la trophicité de la peau et des ongles.
Les réflexes antibrachiaux sont vifs, ainsi que les réflexes
styloïdiens.

La malade ne peut mobiliser son tronc qu'en se couchant
sur le côté, seule position qui soit, du reste, supportable.
Il ne semble pas qu'il y ait là une paralysie. Pas de troubles des sensibilités, pas de zones mammaires ou ovarien-
nes hystérogènes. En arrière, on trouve une déformation

très accusée de la colonne vertébrale et du bassin. Il y a une scoliose à convexité cervico-dorsale droite accentuée, à courbure de compensation lombaire. La percussion de la colonne vertébrale est indolore. La malade dit se coucher de préférence sur le côté gauche. Pas de déformation localisée des vertèbres. Le sacrum est déformé ; il bombe en arrière comme énucléé par les os iliaques dont les crêtes sont rapprochées en avant.

Du côté de la face, pas de signes de paralysie. Front plissé, regard triste. Pas de paralysie de la musculature extrinsèque et intrinsèque de l'œil ; léger nystagmus horizontal ; pupilles à réaction normale pour l'accommodation et la lumière. Anesthésie coréenne (a pris du bromure). Pas de troubles visuels ; pas de troubles auditifs ; intégrité du goût.

Pas de paralysie labio-glosso-pharyngée. Parole lente, à timbre élevé, un peu monotone.

Psychisme intact dans toutes ses modalités ; tristesse dominante.

L'examen des différents appareils ne montre rien d'anormal du côté du cœur, des appareils urinaire, pulmonaire, digestif. Anorexie seulement avec alternatives de constipation et de diarrhée. Pas de crises douloureuses dans les divers organes.

On pratique une ponction lombaire. Coloration au bleu de Unna et à l'hématéine éosine, grossissement 1/12 stiassnie.

Réaction lymphocytaire pure, de douze à quinze lymphocytes par champ microscopique.

Le docteur Anglada, chef de clinique, chargé par intérim du service de M. le professeur Carrieu, pose le diagnostic de « sclérose latérale amyotrophique ».

On essaie, escomptant les résultats obtenus dans la sclérose en plaques, le traitement radiothérapique.

20 septembre. — L'incontinence sphinctérienne est absolue. Les phénomènes douloureux sont excessivement pénibles ; les troubles moteurs restent stationnaires. On injecte 7 centimètres cubes de la solution de Cathelin, à base de cocaïne, dans l'espace épidural.

Pas d'effet sur les sphincters et sur l'élément douleur. Trois jours après, la douleur étant très intense dans la région sciatique droite, on injecte *loco dolenti* et profondément dans la région du nerf sciatique, cinq centimètres cubes d'une solution de cocaïne au centième. La douleur s'atténue, la contracture n'est pas modifiée.

26 septembre. — On examine les membres inférieurs de la malade sous anesthésie générale à l'éther. La contracture cède, montrant qu'il n'y a ni adhérences articulaires, ni rétractions, mais les cuisses et les jambes reprennent leur position primitive, l'anesthésie terminée ; toujours paraplégie en flexion irréductible.

1er novembre. — Se basant sur l'action heureuse du sulfate de magnésie, dans les contractures du tétanos et dans certaines clonies des membres inférieurs, on injecte six centimètres cubes d'une solution de sulfate de magnésie à 0,25 pour 100 dans l'espace sous-arachnoïdien. Disparition presque instantanée (demi-heure) des phénomènes douloureux, qui s'atténuent très rapidement. Légère hypoesthésie des membres inférieurs. Le lendemain, on peut sans effort étendre complètement les jambes de la malade. La contracture ne se reproduit pas ; la malade est très soulagée. Pas de réaction, pas de fièvre, sphincters toujours incontinents. On en profite pour examiner les réflexes tendineux, qui sont abolis.

3 novembre. — Les jambes sont souples. Toute mobili-

sation active demeure impossible, mais pas de contracture.
La malade a pu dormir allongée sur le dos, ce qui ne lui
était pas arrivé depuis longtemps. Dans la soirée, engourdissement du membre supérieur gauche, sans que les phénomènes douloureux se soient accrus. Parésie de tout le
membre, gonflement indolore de la région radiocarpienne.

4 novembre. — Les troubles parésiques et articulaires de
la veille ont disparu. Dans la nuit, les jambes et les cuisses se replient de nouveau. Il est difficile de les étendre,
et elles ne gardent plus cette position forcée. Les douleurs
coxo-fémorales et fémorales ne se manifestent toujours
pas.

5 novembre. — On fait une seconde injection de sulfate
de magnésie, qui donne un résultat superposable à celui de
la première, mais d'une durée plus limitée, puisque, après
24 heures, les membres inférieurs sont de nouveau contrac-
turés. Le liquide céphalo-rachidien renferme par champ
microscopique, d'un grossissement de 1/12, de dix à douze
lymphocytes, sans réaction polynucléaire.

8 novembre. — Injection sous-arachnoïdienne de 7 centi-
grammes de stovaïne. Billon. Aucun effet. Les sensibilités
superficiell·s, qui étaient redevenues normales, ne sont
point touchées. Toujours paraplégie en flexion absolue.

10 novembre. — Etat général cachectique. Anémie :
3.000.000 d'hématies par millimètre cube. Réapparition des
douleurs dans les membres inférieurs, aussi intenses qu'au-
paravant. Début d'escarre iléo-sacrée à droite. Alimenta-
tion pénible, pas d'appétit, déglutition difficile, gêne res-
piratoire ; cœur rapide, avec quelques faux pas ; pas de
fièvre.

14 novembre. — Depuis quelques jours, arrêt complet
de l'élimination des matières fécales. Vomissements. On
trouve dans le ventre, dans les régions cœcales et péri-

ombilicales, des masses stercorales, que l'on sent particulièrement dans l'écartement des grands droits de l'abdomen ; quelques mouvements péristaltiques intestinaux. On
prescrit sans succès un lavement purgatif ; un lavement
électrique débonde la malade. L'escarre a fait des pro-
grès rapides ; elle empiète sur tout le sacrum et sur les
fesses. La malade, très affaiblie, a de la peine à respirer,
bien que l'examen des poumons ne fasse trouver rien autre qu'une irrégularité du rythme. Pas de paralysie lin-
guale. Difficulté pour avaler les liquides.

15 novembre. — Anurie ; on trouve un globe vésical
fortement tendu ; un cathétérisme évacuateur retire quinze
cents centimètres cubes d'une urine fortement ammonia-
cale. Cœur arythmique, avec rythme accéléré ; respiration
irrégulière.

17 novembre. — L'escarre prend toute la région fes-
sière ; cachexie terminale. La malade s'éteint doucement
le lendemain. Elle avait suivi 18 séances de radiothérapie,
à raison de trois par semaine.

Autopsie. — L'autopsie est pratiquée 24 heures après
la mort par M. le docteur Anglada.

Pas d'altérations pathologiques des principaux organes.
Les poumons sont sains, le cœur est très légèrement grais-
seux. Rien de particulier au tube digestif ; le foie est simplement un peu gros. On enlève d'une pièce le cerveau et
la moelle et on prélève des fragments des médians, des
sciatiques, des muscles atrophiés.

Examen macroscopique

Cerveau. — Pas d'altérations des méninges. Cortex et
circonvolutions cérébrales normales. En examinant l'encéphale en coupes minces, on trouve, dans la substance
blanche, disséminées çà et là, de petits foyers variant en-

tre le volume d'une lentille et d'un pois, de coloration gri-
sâtre, ramollis. Pas de lacunes véritables. Rien à la cap-
sule interne ou aux noyaux opto striés. Les ventricules
latéraux sont extrêmement dilatés, presque doublés de volume ; dans leur paroi antéro-externe, on voit par trans-
parence des foyers ramollis. Les plexus choroïdes paraissent sains.

Cervelet et pédoncules sans lésions macroscopiques.

Moelle et bulbe. — On trouve particulièrement dans la
région lombaire des adhérences méningées, moins pronon-
cées dans la région cervicale. En coupe, on éprouve dans
la moelle lombaire une sensation de dureté, différente de
la consistance des autres parties. Le canal de l'épendyme
n'est pas modifié de forme. Les nerfs prélevés ne présentent rien de particulier au point de vue macroscopique.
Les muscles sont durs, jaunâtres.

Examen microscopique, dû à l'obligeance de M. le professeur Bosc,
et de M. Edouard Bosc

Méninges. — Sclérose inflammatoire diffuse, sans caractères spéciaux.

Moelle et moelle lombaire. — Atrophie très prononcée
des cellules des cornes antérieures. L'atrophie porte plus
spécialement sur le groupe antéro-interne, dont les cellules ont totalement disparu. Il ne persiste qu'un très petit
nombre de grandes cellules nerveuses, dont certaines ont
subi des lésions profondes. Les lésions sont symétriques et
bien caractérisées ; il y a une prédominance pourtant
dans la région droite de la moelle.

Les éléments nerveux nobles sont remplacés ou envahis
par une sclérose manifeste.

Les faisceaux pyramidaux sont nettement scléreux. La
sclérose est à point de départ périvasculaire.

Pas de lésions des autres cordons (notamment Goll, Burdach), ni des cornes postérieures.

Moelle cervicale. — Atrophie très prononcée des cellules de la corne antérieure droite, où l'on retrouve tous les types de passage de lésions cellulaires. Les cellules de la corne antérieure gauche sont relativement diminuées de nombre. Leurs lésions sont moins intenses.

Sclérose pyramidale légère et diffuse.

Bulbe et protubérance. — Noyaux bulbaires sains, sauf pour le pneumogastrique, qui présente une diminution prononcée des cellules nerveuses.

Cervelet. Pédoncules. — Pas de lésions appréciables.

Cerveau — Au niveau des points grisâtres et ramollis, et spécialement dans la région paraventriculaire, il y a une infiltration embryonnaire périvasculaire avec sclérose consécutive en réseau ou en tourbillons, et ramollissement et raréfaction intermédiaire pouvant aboutir à un état lacunaire.

A un fort grossissement, on constate une destruction progressive des cellules nerveuses, avec processus neuronophagique accentué.

Muscles. — Atrophie simple.

Nerfs. — Sciatique droit : sclérose prononcée, périfasciculaire, qui fragmente de plus en plus le nerf. Prolifération conjonctive entre les tubes nerveux, avec diminution marquée de ces derniers.

Sciatique gauche : relativement peu atteint. Sclérose légère.

Médians : sclérose légère, plus accentuée à droite.

Autres organes. — Rien à signaler, sauf pour le foie, qui présente une dégénérescence graisseuse à distribution périportale régulière avec dégénérescence pigmentaire et dilatation vasculaire.

IV

SCLÉROSES LATÉRALES AMYOTROPHIQUES
A MANIFESTATIONS DOULOUREUSES

On a exceptionnellement signalé dans la sclérose latérale amyotrophique quelques douleurs, disent Déjerine et
Thomas dans leur article très documenté du Traité de
Médecine de Brouardel et Gilbert. Et, en effet, lorsqu'on
parcourt les observations de cette maladie, ou les livres
classiques qui lui consacrent une description, on voit combien rares sont les observations où un élément douleur suffisamment prononcé a été noté.

Sans doute, dans les phénomènes du début, tout particulièrement, l'existence de crampes légères, de sensations
d'engourdissement, de fourmillements dans les membres,
peut être relevée assez fréquemment ; mais s'il s'agit de
douleurs vraies, le nombre de cas authentiques se restreint
étrangement, ainsi qu'on va le voir. Ces phénomènes douloureux sont variables : soubresauts spasmodiques, crampes, alors très douloureuses, interrompant le sommeil ou
se manifestant à l'état de veille, élancements, sensation
d'écrasement, de brûlures dans les membres, avec parfois
irradiations ; les modalités différentes pourraient être lon-
guement détaillées, et on les retrouvera dans les observations que nous avons recueillies. On a déjà pu en avoir une
impression suffisamment nette en lisant notre observation,

où l'intensité des phénomènes douloureux mériterait le qualificatif de sclérose latérale amyotrophique à forme douloureuse.

A côté de ces douleurs spontanées, continues ou intermittentes, avec exacerbations particulièrement pénibles, arrachant des cris de souffrance aux malades, et rendant plus grandes les difficultés d'un diagnostic hésitant, on peut signaler des faits, plus rares encore, de douleurs provoquées par la compression des masses musculaires atrophiées, plutôt que des nerfs. Dans certaines de nos observations, elles apparaissent clairement.

Ces différentes douleurs, qui ne font pas partie du tableau habituel de la sclérose latérale amyotrophique, avaient déjà été relevées dans quelques-uns des cas réunis par Florand, en 1887, dans sa thèse inaugurale. Un peu plus tard, Serge Shoukinoff affirmait que la présence de douleurs n'était pas suffisante pour écarter un diagnostic de maladie de Charcot. Nous donnerons ici, résumées, car bien des points de détail ne nous intéressent pas spécialement, les trois observations qui peuvent se rapporter à notre thèse.

I. **Florand.** — Thèse de Paris, 1887
Sclérose latérale amyotrophique

Début par de violentes douleurs dans les reins et dans le dos, si violentes que l'on crut un moment à des coliques néphrétiques. L'accès passé, il demeure quelques douleurs d'allure rhumatismale, et de la parésie des membres inférieurs. Progressivement, marche difficile, avec secousses douloureuses et douleurs provoquées surtout par le froid dans les membres supérieurs. Troubles légers de la parole,

sans autres signes bulbaires. Au bout de sept mois, apparition de rire et pleurer spasmodiques. Atrophie des membres supérieurs avec type Aran Duchenne : doigts fléchis,
secousses fibrillaires, troubles bulbaires. Parésie spasmodique des membres inférieurs, avec douleurs au niveau des
jambes et des cuisses, empêchant le malade de dormir.
Douleurs rénales. Exagération de la réflectivité. Pas de
modifications des sensibilités objectives.

II. Florand. — (résumée).

Début par maladresse des membres supérieurs, avec secousses très douloureuses, presque continuelles. Rapidement, atrophie Aran Duchenne aux membres supérieurs,
gagnant le bras et l'avant-bras ; puis parésie des membres inférieurs, avec exagération des réflexes. Pas de modifications des sensibilités. Quelque temps après le premier examen, atrophie complète des membres supérieurs,
avec douleurs spontanées. Parésie des membres inférieurs
avec élancements très douloureux, sans contracture. Atrophie des muscles de la nuque. Pas de troubles sphinctériens.
R. D. Spasmes douloureux dans les jambes et les cuisses.
Douleurs en ceinture, crampes aux membres supérieurs.
Le malade quitte l'hôpital.

III. Florand (résumée).

Femme de 33 ans, à antécédents d'aliénation mentale.
Début par engourdissement et gêne des membres supérieurs (d'abord le droit). Parésie légère des membres inférieurs.

A son entrée à l'hôpital, on trouve de l'amyotrophie des deux membres supérieurs, avec contracture; douleurs lorsqu'on essaye de vaincre la contracture. Parésie spasmodique des membres inférieurs avec crampes très douloureuses. Depuis huit mois, douleur à la nuque, empêchant le malade de renverser la tête en arrière ; troubles bulbaires ; pas de troubles de sensibilité objective. Pas de douleurs fulgurantes. Parésie spasmodique.

Ce qui réunit ces trois observations, tout au moins au point de vue spécial qui nous intéresse, c'est donc la présence de phénomènes douloureux très variables comme intensité.

Dans l'observation III, le syndrome douloureux est peu accentué et se borne à la constatation de crampes très douloureuses dans les membres inférieurs, avec une algie de la nuque durant depuis longtemps déjà. Les douleurs, qui apparaissent quand on veut défléchir le membre contracturé, sont des douleurs banales.

Dans l'observation II, l'élément douleur prend une place importante. Il se manifeste sous forme de secousses fréquentes et presque continuelles, de crampes douloureuses, de douleurs en ceinture, de spasmes.

Dans l'observation I, l'élément douleur s'accentue encore. Notons tout d'abord les phénomènes de début, assez intenses pour en imposer pour une colique néphrétique d'abord, pour des phénomènes rhumatismaux ensuite. Ces douleurs, provoquées ou non par le froid, se manifestent sous la forme d'élancements ou de secousses, de crampes très pénibles, puisqu'elles interrompent le sommeil du malade. Les douleurs rénales et lombaires qui avaient mar-

2

qué le début se reproduiront par la suite. Le phosphate de zinc a eu une légère action sur elles.

Certains de ces phénomènes, raconte le malade, qui a fait lui-même une auto-observation, donnaient l'impression d'être des crises rhumatismales. Dans l'observation publiée par Santini, et dont nous donnons le bref résumé, on fait la même constatation.

Santini. — Riforma medica, 1er décembre 1906.

Il s'agit d'un homme de 48 ans, ayant un frère affecté d'idiotie congénitale, et qui depuis son enfance souffrait de migraines et de douleurs du pied droit.

La maladie débute par des exacerbations paroxystiques de l'ancienne douleur du pied, qui prit la forme rhumatoïde.

En effet, les articulations, celles du membre inférieur surtout, devinrent pendant le cours de la maladie, le siège de douleurs paroxystiques très vives.

Aux troubles de la sensibilité des membres s'ajoutèrent de la paralysie, de l'atrophie en masse de tous leurs muscles, une forte contracture des fléchisseurs et des grands pectoraux. Cette dernière immobilisa le malade dans une situation immuable de décubitus latéral. La mort survint au bout de huit mois.

Dans les observations suivantes, les troubles douloureux ont une acuité plus grande, qui légitime le qualificatif de symptômes rares de la sclérose latérale amyotrophique, sous lequel elles sont publiées. Nous les donnons très résumées.

Lejonne et Lhermitte. — Société de Neurologie, 5 avril 1906.
Un cas de sclérose latérale amyotrophique anormale avec autopsie.

Malade à antécédents éthyliqués ; début par une parésie du membre inférieur droit. A son entrée à l'hôpital, elle est prise de douleurs extrêmement vives, continues, sans exacerbations paroxystiques, siégeant dans la continuité des membres et se limitant à la jambe et au bras droit ; parésie par la suite. Douleurs assez intenses pour suspendre le sommeil, et la malade les compare à des brûlures, des broiements, des tiraillements profonds. Forme hémiplégique pour les membres, avec atrophie Aran Duchenne. Douleurs à la pression des masses musculaires. Sensibilité objective normale. Réflexes plutôt exaltés du côté gauche.

Rapidement, douleurs à gauche, puis parésie, puis diminution de la force musculaire, avec atrophie bilatérale, mais prédominante à droite. Réaction de dégénérescence. Finalement, aux membres supérieurs, type Aran Duchenne, avec parésie spasmodique aux membres inférieurs. Cachexie rapide. Mort sans phénomènes bulbaires.

Autopsie : lésions des cellules des cornes antérieures et des pyramidaux. Rien aux cordons postérieurs. Sclérose des racines antérieures ; pas de névrite. Atrophie musculaire simple.

Parmi les faits observés dans cette observation, on peut signaler d'abord la localisation primitive des phénomènes à toute une moitié du corps, et ceci pendant plusieurs mois. C'est donc une forme hémiplégique au début ; mais cela n'intéresse pas davantage les faits que nous voulons étudier dans notre thèse.

Nous sommes, au contraire, arrêtés par ces violentes douleurs subjectives, qui sont, comme nous l'avons déjà dit, tout à fait exceptionnelles dans la maladie de Charcot ; les douleurs profondes, térébrantes, paroxystiques, ressemblent tout à fait à celles de la polynévrite, mais elles ne sont pas accompagnées de phénomènes objectifs ; elles précèdent les phénomènes parétiques et amyotrophiques. La compression des muscles est encore douloureuse.

L'étude microscopique des nerfs nous révèle que les nerfs sensitifs sont entièrement respectés, fait assez paradoxal étant données les douleurs violentes ressenties par la malade et la différence des lésions dans chaque moitié de la moelle. Il n'y a pas non plus d'inflammation méningée ; les cordons sensitifs sont sains, comme les racines postérieures. Enfin, du côté du cerveau, les auteurs ne signalent aucune altération anatomique. Tous ces faits sont utiles à préciser, aux points de vue des problèmes pathogéniques que l'on peut essayer de leur appliquer.

Dans l'observation suivante de Chartier et Kojevnikoff, c'est dès le début qu'apparaîtraient les phénomènes douloureux ; ils disparaissent à mesure que s'affirme l'atrophie, et se manifestent surtout sous l'aspect de crampes très pénibles, soit spontanées, soit provoquées, et notamment sous l'influence de la fatigue. Il n'y a pas encore, du reste, de modifications bien accentuées dans les membres inférieurs, et la maladie n'a pas constitué complètement encore le tableau classique. Il n'est pas mentionné de phénomènes douloureux à la pression des masses musculaires.

Chartier et Kojewnikoff. — Société de Neurologie, 5 juillet 1903
Un cas de sclérose latérale amyotrophique à début douloureux et atypique.

Début par des spasmes musculaires spontanés dans les membres, se développant, par la suite, à l'occasion de causes banales, et aboutissant à de la contracture légère. Les différents troubles sont très douloureux et prédominent dans les membres inférieurs.

Deux ans après, faiblesse successive des deux membres supérieurs, avec amaigrissement débutant par les racines. A son entrée à l'hôpital, amyotrophie Aran Duchenne aux membres supérieurs. Il peut marcher, difficilement du reste. Crampes douloureuses dans les muscles de l'abdomen, des cuisses, des mollets, avec co-existence d'atrophie. Contractions fibrillaires. Sensibilités objectives normales. R. D. surtout aux membres supérieurs ; pas de phénomènes bulbaires. Réflexes diminués aux membres supérieurs.

Dans l'observation suivante, les troubles douloureux sont aussi notés :

Claude et Lejonne. — Société de Neurologie, 8 novembre 1906
Quelques symptômes rares au cours de la sclérose latérale amyotrophique.

Début par des signes de chorée fibrillaire dans les muscles des mollets, avec crampes douloureuses très pénibles, surtout la nuit. Ethylisme. Progressivement, parésie des membres inférieurs, commençant par le côté droit. La marche est très difficile ; crampes douloureuses persistantes au niveau des jambes.

Quand il entre à l'hôpital, les phénomènes se réduisent avant tout à une parésie des membres inférieurs et de la moitié inférieure du tronc. La force est un peu diminuée dans les membres supérieurs. Atrophie musculaire accentuée avec R. D. Réflexes un peu atténués aux membres inférieurs, très vifs aux supérieurs. Pas de trouble de la sensibilité objective, mais la pression des masses musculaires est très douloureuse, et il y a des crampes très douloureuses aussi dans les membres inférieurs. Contractions fibrillaires très marquées. La pression des troncs nerveux est indolore ; pas de signes de Lasègue.

Il n'existe aucun trouble psychique.

On ne note aucun phénomène viscéral ; la respiration est normale, régulière, ainsi que les battements du cœur.

La ponction lombaire a montré un liquide céphalo-rachidien clair, sans éléments anormaux.

Cette observation semble bien mériter le titre de la communication de Claude et Lejonne, « Phénomènes anormaux de la sclérose latérale amyotrophique ». On pourrait même se demander s'il s'agit bien d'une sclérose latérale amyotrophique. Notons tout de même le mode de début par les membres inférieurs, même mode général que dans notre observation originale. Sans être bien fréquent dans la maladie de Charcot, il n'est pas très rare ; le processus suit alors une marche ascendante et remonte peu à peu dans la moelle. Ici, du reste, différence avec le cas de Marie Coste, la parésie atrophique a un point de départ nettement radiculaire.

La véritable chorée fibrillaire présentée par le malade est fort intéressante encore ; elle mériterait une étude d'ensemble, passible d'interprétations diverses, mais comme nous ne la retrouvons pas chez notre malade, nous la laisserons de côté.

Mais le fait à retenir de préférence et qui légitime l'admission de cette observation dans notre thèse, est la présence de phénomènes douloureux. Ces phénomènes sont de deux sortes : douleurs subjectives au niveau des membres, parésiés, crampes très pénibles persistant actuellement ; elles rappellent l'observation précédente de Charlier et Kojevnikoff.

On trouve, en plus, ce qui n'existait pas pour notre malade, et qui ne se trouve que dans Préobajenski et dans une observation de Florand, des douleurs vives à la pression des muscles des jambes, et aussi, mais d'une façon moins accentuée, dans les muscles des cuisses.

Si nous reprenons maintenant les éléments essentiels qui composent l'histoire de la malade dont nous avons donné l'observation, nous voyons que c'est seulement la douleur subjective qui domine ; la pression des masses musculaires n'est pas pénible.

Ces douleurs apparaissent avec les premiers symptômes ; leur caractère est violent, intense, arrachant des cris à la malade, siégeant dans les fesses, les hanches, les cuisses, jusque dans les mollets, sous forme d'élancements, d'écrasements ; il y a encore quelques élancements douloureux dans les régions scapulo-humérales, mais ils sont peu marqués. Ces phénomènes, qui coïncident avec l'absence absolue de troubles des sensibilités objectives, dominent la maladie.

Un fait intéressant à signaler, et sur lequel le docteur Anglada a particulièrement insisté dans sa communication, est l'action analgésiante prolongée des injections de sulfate de magnésie. C'est la première fois que, dans cette maladie, est faite l'application de cette propriété. L'heureux résultat, tout palliatif du reste, obtenu, doit engager à recommencer une même technique dans des cas de près ou de loin superposables.

Il n'est pas difficile de réunir les quelques cas de sclérose à manifestations douloureuses, mais il est, par contre, assez malaisé de les expliquer, et on n'arrive pas à sortir d'une façon nette et décisive du domaine des hypothèses.

Schématiquement, en effet, toute cause de névrose étant écartée, on trouve comme facteurs de phénomènes douloureux dans la pathologie nerveuse, des éléments variés. On connaît bien actuellement les douleurs d'origine cérébrale, particulièrement mises en évidence dans le syndrôme thalamique. Les phénomènes douloureux peuvent encore relever d'altérations médullaires, lésions des cordons postérieurs, de la substance grise centropostérieure, d'altérations méningées, méningo-radiculaires, d'altérations des nerfs périphériques, de lésions musculaires.

Il faut écarter, en ce qui concerne nos cas de sclérose latérale amyotrophique, les irritations ou lésions du cerveau et des cordons postérieurs, et, d'autre part, les altérations méningoradiculaires et névritiques sont rares. Il faudrait que chaque cas apporte avec lui la consécration d'une autopsie, ce qui ne se réalise pas.

Il semble, à priori, qu'étant donnée la rareté des phénomènes douloureux dans la sclérose latérale amyotrophique, il faille les ramener à une autre cause que les lésions systématisées de la maladie. On peut, si les antécédents du malade le permettent, penser à de la polynévrite (syphilis, éthylisme). Le même facteur pathogénique pouvant déterminer deux sortes d'altérations anatomiques. Dans notre observation, nous trouvons des lésions nerveuses accentuées, pouvant permettre d'incliner dans ce sens, mais la maladie n'évolue pas comme une polynévrite.

Les douleurs peuvent ressortir d'une irritation méningo-radiculaire, et dans notre observation encore, à côté du contrôle de l'autopsie, qui montre une inflammation méningée, nous avons, pendant la vie, les données de la ponction lombaire, qui montre par sa lymphocytose, les signes d'une réaction méningée. La rareté de cette inflammation dans la maladie de Charcot (les résultats habituels de l'examen du liquide céphalo-rachidien le montrent) donnerait la raison de la rareté des phénomènes douloureux.

Mais, dans l'ensemble des cas relevés, on ne trouve pas de signes d'inflammation névritique ou méningée. Dans l'observation de Claude et Lejonne, par exemple, les phénomènes douloureux ont nettement suivi les contractions fibrillaires et accompagné le processus d'atrophie parétique ; partout où il existe assez de muscles, il existe de la spasmodicité ; ce sont bien plus les muscles qui sont douloureux que les nerfs ; le signe de Lasègue n'existe pas, tous faits portant à éliminer la polynévrite. Du reste, l'absence habituelle des troubles des sensibilités objectives apportent encore un argument en faveur de cette hypothèse.

Il devient alors plus attachant de rapporter ces phénomènes à la sclérose latérale elle-même. Deux hypothèses se présentent : on peut les considérer comme d'origine périphérique ou supposer que le processus de la sclérose lattérale, processus encore mal connu dans sa nature, mais aujourd'hui considéré comme bien moins systématisé que ne le dit la description initiale de Charcot, a exercé son action non seulement sur l'axe cérébrospinal, mais sur ses dépendances, les nerfs périphériques.

On peut encore se demander s'il ne s'agit pas d'un phé-

nomène central qui n'est lié à aucune lésion des nerfs, et
l'observation de Lejonne et Lhermitte, dont nous avons
résumé les constatations nécropsiques, plaide en faveur de
cette idée.

Mais ce ne sont là que des hypothèses à qui manque pour
la plupart des cas la vérification de l'autopsie ; il serait
donc oiseux de discuter plus longtemps sur elles.

Une dernière remarque s'impose. Notre observation est
certainement celle où apparaissent les plus éclatants des
phénomènes douloureux. Or, ces mêmes phénomènes douloureux, nous les retrouvons dans ces cas récemment dé-
crits de paraplégie en flexion. Notre malade est atteinte
elle aussi de paraplégie en flexion. Peut-être y a-t-il dans
ce cas particulier un rapport de cause à effet qui nous
échappe encore à l'heure actuelle.

V

LES PARAPLÉGIES EN FLEXION

Les cas de sclérose latérale amyotrophique présentant aux membres inférieurs des contractures spasmodiques accentuées, réalisent toujours (notre cas fait exception) le type classique de contracture en extension. Cet élément spasmodique est, du reste, essentiellement variable, et se manifeste tantôt d'une façon légère, tantôt d'une façon intense, depuis l'état paréto-spasmodique jusqu'à la contracture qui condamne le malade à attendre dans son lit l'issue fatale de sa maladie. Dans le type classique, qui répond à la description des cas habituels, l'amyotrophie et la spasmodicité marchent, pour ainsi dire, de pair ; on les voit naître, se développer et progresser ensemble. Mais il n'en est pas toujours ainsi et le rapport entre les phénomènes trophiques et les phénomènes spasmodiques, peut se schématiser en trois cas cliniques principaux :

Les phénomènes spasmodiques sont nuls ou presque nuls ; l'amyotrophie domine la situation ;

Les phénomènes spasmodiques sont nets, mais l'amyotrophie prédomine ;

Les phénomènes spasmodiques, très accentués, dominent la situation et l'amyotrophie est reléguée au second plan.

En comparant les résultats nécropsiques et l'intensité de la spasmodicité, les auteurs obtiennent, en ce qui concerne le rôle des lésions pyramidales, des résultats un peu discordants, et, du reste, ne pouvant expliquer, pour le cas qui nous occupe, le type de contracture en flexion.

Mais si dans les observations de maladie de Charcot nous n'avons pas trouvé mention de contracture en flexion, dans d'autres processus, et tout récemment encore, cette question était portée à la Société de Neurologie (février et mars), on a pu la signaler, rarement du reste. Il sera donc intéressant de passer en revue les cas peu nombreux rapportés, et de voir si les rares hypothèses que l'on a pu émettre peuvent, de près ou de loin, s'appliquer au cas spécial de notre malade.

Ces cas de contracture en flexion, avec ou sans rétraction, se rencontrent dans des processus cérébraux ou myopathiques. Nous ne signalerons ici que les quelques cas où l'allure clinique et la vérification nécrospsique permettent de ramener à la moelle ou au bulbe les phénomènes anormaux observés. Les paraplégies myopathiques en flexion ont bien été étudiées par Lhermitte dans sa thèse inaugurale. Parmi ces processus de contracture en flexion, nous ne retiendrons que les observations se rapportant d'une façon particulière à une irritation pyramidale systématisée, laissant par conséquent de côté ce qui se rapporte aux lésions médullaires diffuses, qui peuvent développer le même type dans les paraplégies par sclérose polyfasciculaire des vieillards.

Les observations sont encore très peu signalées. Nous donnerons celles que nous avons pu réunir, et leur nombre est assez restreint pour que l'explication pathogénique soit délicate à poser nettement. Ces observations sont résumées ; nous n'en relevons que les traits essentiels. Et tout d'abord les trois observations déjà anciennes de Babinski à la Société médicale des Hôpitaux de 1899 :

Observation première

Babinski. — Société des hôpitaux de Paris, 1899
Sur une forme de paraplégie spasmodique consécutive à une lésion organique
et sans dégénération du système pyramidal

Femme de 50 ans. Début par céphalée, diminution de la
vue, signes de névrite œdémateuse, parésie des membres
inférieurs. Réflectivité tendineuse exagérée, sans trépidation épileptoïde. Quatre mois avant son entrée, cécité absolue ; la malade garde le lit, mais peut remuer les jambes,
sans raideur ni contracture ; un mois après, tendance à la
flexion des jambes sur les cuisses, des cuisses sur les jambes, avec mouvements spasmodiques de flexion douloureux. Un mois plus tard, la flexion devient permanente ;
on ne parvient pas, avec des efforts violents, à la corriger
d'une façon complète ; la traction est, du reste, très douloureuse et détermine des mouvements spasmodiques en
hyperflexion. Réflectivité tendineuse normale (difficile à
mettre en évidence du reste). Pas de troubles de la sensibilité objective. Tout au plus légère hyperesthésie au tact.
Incontinence sphinctérienne. Progressivement, raideur des
membres supérieurs, contracture. Escarre sacrée. Mort.

A l'autopsie, tumeur bulbo-protubérantielle refoulant les
tissus nerveux, mais sans forte destruction nerveuse.

Observation II

Pas de renseignements antérieurs. A l'examen, abolition
complète des mouvements volitionnels des membres inférieurs. Attitude en flexion intense très peu modifiée par

ces tractions violentes, qui sont très douloureuses et déterminent des spasmes d'hyperflexion. Réflectivité tendineuse exagérée. Phénomènes des orteils. Vives douleurs. Sensibilités objectives normales. Incontinence des sphincters. Escarres profondes. Mort par cachexie.

A l'autopsie, tumeur dans la région de la 7e dorsale, comprimant la moelle ; à ce niveau seul, sclérose avec disparition des tubes à myéline ; épaississement névroglique et altérations vasculaires hyalines.

OBSERVATION III

Femme présentant depuis très longtemps une parésie des membres inférieurs, pris successivement et à long intervalle, avec alternatives d'amélioration. Au premier examen, membres un peu raides, mais se laissant mobiliser facilement ; réflexes exagérés. Vives douleurs, mais sensibilités objectives normales. Parésie légère des membres inférieurs. Sphincters un peu touchés.

Un an plus tard, contracture des membres inférieurs en flexion, qui s'exagère progressivement ; un an plus tard, on n'arrive pas à vaincre la contracture. Escarres nombreuses. Mort.

A l'autopsie, sclérose multiloculaire cervicodorsale prenant le faisceau latéral. Dans le reste de la moelle, îlots disséminés et très petits de sclérose antérolatérale.

On pourrait rapprocher des deux premières observations de Babinski, celle de Frankel, dont le tableau clinique se superpose exactement. Le malade était porteur de tumeurs des méninges rachidiennes.

Le 12 janvier 1911, Babinski a montré à nouveau l'intérêt de ces cas de contracture anormale en flexion, et sans
apporter d'observations détaillées, il essaye la construc-
tion d'un tableau d'ensemble.

Babinski. — Société de Neurologie, 12 janvier 1901
Paraplégie spasmodique organique avec contracture en flexion et contractions
musculaires et involontaires.

Babinski n'énumère pas les cas sur lesquels il établit
son type de contracture en flexion, mais il émet les considérations suivantes, en la mettant en parallèle avec le
type clinique décrit par Erb sous la dénomination de paraplégie spinale spastique, et par Charcot, sous celle de
tabès spasmodique. (Nous supprimons ce qui se rapporte
à ce type de paraplégie en extension.)

Dans la paraplégie en flexion, dit-il, les cuisses sont fléchies sur le bassin et les jambes sur les cuisses ; cette
flexion est plus ou moins prononcée suivant les cas, et n'est
pas nécessairement symétrique. La contracture en flexion
déjà connue prend ici un caractère spécial. Elle est su-
jette à des variations fréquentes qui résultent de contractions intermittentes involontaires, souvent douloureuses,
des membres inférieurs. Ces contractions donnent lieu à
des mouvements alternatifs de flexion et d'extension, mais
ce sont les fléchisseurs dont l'action prédomine, et il y a,
du reste, tout lieu d'admettre que c'est pour ce motif que
l'attitude en flexion s'accentue progressivement et tend à
devenir permanente. Si j'ajoute, dit-il, que ces contractions sont lentes, on reconnaîtra qu'elles diffèrent totalement des secousses qui peuvent agiter le membre dans le
tabès dorsal spasmodique.

Quand le syndrome est bien constitué, la motricité volontaire est profondément troublée, et chez beaucoup de malades elle est complètement ou presque complètement abolie.

Dans la plupart des cas, dit-il, j'ai constaté, au moins dans une certaine période, de l'exagération des réflexes tendineux, mais cette exagération n'est pas constante. Elle peut faire défaut depuis le début jusqu'à la fin. On constate généralement le phénomène des orteils, mais cela n'est pas constant. Le réflexe abdominal et le réflexe crémastérien sont parfois abolis.

Quant aux réflexes cutanés que l'on peut provoquer chez certains sujets par le pincement de la peau des jambes, des cuisses et même du tronc, par l'application d'un corps froid sur ces régions, ou encore par l'excitation électrique des téguments, ils sont toujours notablement exagérés. Les réflexes en question peuvent varier dans leur forme, suivant le point sur lequel porte l'excitation et suivant la position du membre ; mais ce sont les mouvements de flexion de la cuisse sur le bassin, de la jambe sur la cuisse et du pied sur la jambe qui, le plus généralement, prédominent. Ils se produisent aussi quand on cherche par des tractions à corriger l'attitude vicieuse des membres. Ils sont semblables aux mouvements involontaires, en apparence spontanés, qui se produisent en général. L'exagération de ces réflexes cutanés constitue peut-être le caractère qui différencie le mieux les deux formes de la paraplégie spasmodique (type en flexion, type en extension). L'anesthésie peut faire complètement défaut ; elle existe chez certains sujets à un degré plus ou moins élevé et occupe les membres inférieurs ainsi qu'une partie plus ou moins étendue du tronc, suivant la hauteur de la lésion. D'après les faits que j'ai observés jusqu'à présent, dit Babinski, c'est dans les cas où l'anesthésie manque que la contracture en flexion paraît atteindre l'intensité la plus grande.

Des troubles sphinctériens et des ulcérations sacrées se produisent dans la généralité des cas, du moins à une période avancée de l'évolution de l'affection.

A propos de la communication de Babinski, Claude a rapporté à la Société de Neurologie le résumé de l'histoire d'une malade présentant, comme dans le type décrit par Babinski, une paraplégie en flexion avec réflexes cutanés de défense.

Claude. — Société de neurologie, 2 février 1911
Paraplégie avec contracture en flexion (résumée par l auteur d'après l'observation publiée dans l Encéphale de novembre 1910)

Femme âgée de 27 ans, qui entra à la clinique de la Salpêtrière le 4 octobre 1906, atteinte depuis 1895 de phénomènes paralytiques, paralysie des membres inférieurs avec troubles de la sensibilité, troubles sphinctériens, qui disparurent au bout de deux ans, en partie, mais reparurent ensuite et durèrent jusqu'en 1900. Ils s'améliorèrent peu à peu en l'espace de six mois, et pendant cinq ans la malade put reprendre ses occupations.

En juin 1906, réapparition des symptômes paralytiques, et, lorsque nous l'examinâmes, il existait une paraplégie ; les jambes étant en demi-flexion, les cuisses fléchies sur le bassin. Suppression de tout mouvement dans les divers segments ; mouvements réflexes provoqués par le pincement de la peau, malgré l'anesthésie aux divers modes, remontant jusqu'à dix centimètres de l'ombilic. Réflexes tendineux faibles, phénomène de l'orteil à droite. Incontinence des sphincters. L'état s'aggrava, les membres inférieurs se fléchirent de plus en plus ; en décembre 1906,

4

les réflexes tendineux sont abolis. Il y avait de temps en temps des douleurs vives dans les membres et des secousses réflexes douloureuses.

La contracture qui était intense et ne permettait pas l'extension sans déployer de grands efforts et sans provoquer les cris de la malade, cessait peu à peu complètement sans difficulté, pendant le sommeil hypnotique. Les contractures s'exagèrent et persistèrent jusqu'à la mort qui survint le 18 décembre 1907.

L'autopsie montra l'existence de tumeurs sarcomateuses méningées au niveau du sixième et huitième segment cervical ; des neuvième et dixième segments dorsaux. Enfin, à partir du premier segment lombaire, toute la moelle est englobée dans une masse sarcomateuse végétante. La colonne vertébrale présentait des excavations des corps vertébraux, dues à un arrêt de développement qui avait permis aux tumeurs de refouler la moelle à leur intérieur et de ne provoquer qu'une compression tardive.

Les lésions médullaires sont très accusées et répondent soit à des phénomènes d'ischémie ou d'inflammations secondaires, soit à des dégénérations systématiques. Au niveau de la dixième dorsale, les compressions des régions supérieures n'ont pas provoqué une dégénération accusée des faisceaux pyramidaux. En revanche, les cordons de Burdach et de Goll sont déjà lésés. Au-dessous, la moelle est comprimée et absolument déformée au milieu de masses néoplasiques ; les fibres ne se colorent plus ; on ne peut apprécier l'état exact de la désintégration des divers éléments.

Dans les parties supérieures, au-dessus de la troisième dorsale, on trouve une dégénération bilatérale du Goll qui se poursuit jusque dans la partie supérieure de la moelle.

Nous donnons enfin une autre observation très semblable au point de vue clinique à la précédente.

Souques. — Société de Neurologie. 2 mars 1911.
Paraplégie spasmodique et organique avec contracture en flexion et exagération des réflexes cutanés de défense.

M..., 40 ans. Jusque-là bien portante ; eut il y a trois ans une affection qualifiée grippe, à la suite de laquelle survint une paralysie. Au début, le membre inférieur droit aurait seul été pris ; elle marchait difficilement en frottant le sol de ce pied et usant l'extrémité interne de la chaussure. Peu à peu, le membre inférieur gauche se prit de la même manière. La malade marcha alors plus difficilement, les jambes raides. Depuis 19 mois, la marche est devenue tout à fait impossible, et les membres inférieurs ont pris peu à peu l'attitude actuelle en flexion.

Il n'y a jamais eu de troubles subjectifs de la sensibilité. Dès le début, en même temps que les troubles moteurs s'étaient montrés des troubles vésicaux-rectaux : rétention d'urine et constipation qui persistent encore aujourd'hui.

Cette malade vue le 6 février avec le docteur Sassi, présente un type de paraplégie spasmodique en flexion : les cuisses fléchies sur le bassin et les jambes sur les cuisses à angle très aigu, de telle sorte que le talon est peu éloigné de la face postérieure de la cuisse La flexion est à peu près aussi marquée à gauche qu'à droite. La contracture est très accusée, si accusée qu'on pourrait soulever la malade en la prenant par les pieds sans notablement modifier l'attitude. Les mouvements volontaires sont absolument impossibles. Il y a des rétractions fibro-tendineuses du jarret qui arrêtent vite les mouvements passifs d'extension,

lesquels provoquent des douleurs et des mouvements de
défense. Il est à remarquer que l'attitude actuelle s'est
faite avec des alternatives de flexion et d'extension involontaires lentes et peu douloureuses ; aujourd'hui l'attitude est à peu près invariable. Il n'existe ni douleurs, ni
anesthésie appréciable au niveau des membres inférieurs.

Les réflexes rotuliens sont faibles : à droite on sent et
on voit la contraction du quadriceps ; à gauche elle paraît
à peu près abolie. Il n'a pas été possible de rechercher
les réflexes achilléens ; le signe de Babinski est positif
à droite, indifférent à gauche. Le réflexe abdominal est
aboli des deux côtés. Quant aux réflexes cutanés, dits de
défense, provoqués par exemple par le pincement, ils sont
très exagérés ; le pincement de la cuisse provoqué entre
autres réactions un mouvement de flexion de tous les segments du membre : cuisse, jambe et pied.

Pas d'atrophie musculaire ; la malade est vigoureuse
et bien musclée. Pas d'autres troubles vaso-moteurs, qu'un
peu d'œdème sur la face dorsale des pieds.

Constipation opiniâtre. Rétention d'urine qui, depuis le
commencement de la maladie, nécessite un cathétérisme
quotidien.

Etat général excellent. Il n'y a rien à noter du côté du
rachis, du côté des membres supérieurs, du côté des yeux.
Le seul phénomène intéressant consiste dans une dysar-
thrie spéciale, apparue dès le début de la maladie, et qui,
jointe à la paraplégie précédente, fait soupçonner l'existence d'une sclérose en plaque.

(L'autopsie non détaillée fait constater la présence
d'une syringomyélie.)

Si de ces observations nous rapprochons les éléments
caractéristiques de l'histoire de notre malade, nous voyons
que chez elle il y a une contracture en flexion extrême,

développée dans l'espace de quelques mois. Au début, la flexion n'est pas totale, et il se produit des mouvements d'extension qui se restreignent de plus en plus, et finalement c'est une position des membres telle, que les manœuvres violentes ne parviennent pas à la modifier d'une manière sensible. Il n'y a pas de troubles de la sensibilité objective, pas de réflexes de défense, abolition des réflexes tendineux et cutanés. Incontinence des sphincters.

Les quelques cas que nous avons pu réunir nous fournissent les résultats nécropsiques suivants : trois compressions néoplasiques nerveuses, dont l'une a déterminé des lésions médullaires accentuées, et dont les deux autres n'ont fait que peu de dommages à la substance nerveuse ; une sclérose médullaire disséminée, une syringomyélie où manquent, du reste, les détails de l'autopsie ; notre cas enfin où s'associent des lésions des cornes antérieures et de la sclérose pyramidale. Comment interpréter les résultats identiques d'altérations qui ne le paraissent guère ?

Il faudrait pour cela passer successivement en revue les facteurs de la contracture étudiée au point de vue général, son mécanisme et particulièrement les raisons de cette position exceptionnelle en flexion.

Au sujet de la contracture envisagée comme phénomène spasmodique propre, il faut s'en tenir à ce fait de constatation clinique et nécropsique, que dans les cas d'affections médullaires le faisceau pyramidal en demeure l'agent efficient, quel que soit le mécanisme qu'invoquent les auteurs de nombreuses théories. Il est sage de ne pas pousser plus avant.

Le premier article de Noïca sur le mécanisme de la contracture, paru en 1908 dans l'*Iconographie de la Salpêtrière*, se termine par cette citation un peu décevante de

Déjerine : « Presque toutes les théories sur la contracture ont le défaut de ne s'appliquer qu'à un certain nombre de faits et d'être en contradiction avec les autres. Il est impossible actuellement de se prononcer en faveur d'une théorie plutôt que d'une autre, et il est préférable d'approfondir encore les faits avant de vouloir les interpréter. » Et quand on parcourt toute les théories de valeur bien inégale, émises par de nombreux auteurs, et qu'a réunies Noïca, on est forcé de se ranger à l'opinion de Déjerine. Le second article de Noïca sur le mécanisme de la contracture chez les spasmodiques ne nous paraît pas apporter une autre lumière que celle de constatations originales mais discutables.

Pourquoi la contracture se manifestant, y a-t-il aux membres inférieurs un type habituel d'extension ? On peut répondre à cette question en appliquant à la paraplégie les constatations de Mann, de Pierre Marie, de Noïca, que ce sont surtout les muscles dont la fonction est de raccourcir le membre qui seraient paralysés (fléchisseur dorsal du pied, fléchisseur de la cuisse, les muscles dont la fonction est d'étendre la jambe n'étant pas paralysés, ou reprenant rapidement leurs fonctions.)

Pourquoi, dans les quelques cas réunis, y a-t-il flexion ? Certains auteurs comme Noïca partent de cette anomalie pour faire de ces observations des observations de fausse contracture. Pour d'autres, c'est au contraire une contracture vraie. Il n'est pas naturellement question ici de contractures hystériques, bien différenciées il y a longtemps par Babinski ; mais dès l'énoncé du problème, une première difficulté se pose. La définition de la contracture variant selon les auteurs, depuis la première définition de Brocq, jusqu'à celle de Babinski ou de Brissaud. Les énumérer, serait élargir outre mesure les limites raisonnables de cette thèse.

« Pour nous, dit Noïca, la contracture spasmodique des membres inférieurs, dite type en flexion, est une pseudo-contracture. Elle n'a rien à faire avec la contracture ; c'est une attitude de repos devenue permanente à la suite d'une immobilité prolongée.

Les causes de la permanence sont : l'établissement des rétractions tendineuses et probablement aussi des néoformations fibreuses autour des articulations du genou.

« Le membre inférieur, dit-il, ne peut être contracturé qu'en extension. » Et il se base sur l'habituelle fréquence (bien relative, il nous semble) des types en flexion chez des enfants n'ayant jamais marché, ou des vieillards depuis longtemps condamnés au séjour continuel au lit.

Sans essayer de discuter cette théorie, il faut bien admettre que nous ne rencontrons pas ces diverses conditions dans l'histoire de notre malade. Il est donc assez raisonnable d'admettre la réalité de la contracture en tant que contracture vraie ; mais il n'est pas possible d'en expliquer le pourquoi, les résultats de l'examen anatomique étant par trop différents.

Babinski l'a rencontrée chez des sujets atteints soit d'une sclérose spinale diffuse, soit d'une compression de la moelle ou du bulbe par un néoplasme, l'atteinte des pyramidaux était légère. « Les dégénérations secondaires des cordons latéraux peuvent manquer ou être très légères, dit-il, rappelant ses observations de 1899. C'est ce que j'ai toujours constaté jusqu'à présent dans les cas où la contracture en flexion avait été très prononcée. Les dégénérations existent parfois ; les sujets chez lesquels je les ai trouvées n'avaient présenté qu'une contracture relativement modérée. »

L'observation de Claude, où les lésions portent de préférence sur les cordons postérieurs, viendrait à l'appui
du dire de Babinski ; quant à celle de Souques, nous
n'avons pas encore de renseignements suffisamment dé-
taillés sur les lésions médullaires.

Notre cas où les lésions ont nettement pris les faisceaux
pyramidaux, s'oppose à ces cinq observations, et pas plus
que ces auteurs, nous n'arrivons à formuler une hypothèse
qui résiste à cette argumentation.

Remarquons pourtant qu'il est un fait intéressant qui
peut réunir ces divers malades ; tous présentent en
même temps qu'une sensibilité objective normale, des
troubles douloureux des membres inférieurs. L'élément
douleur joue peut être un rôle dans ces contractures anormales (l'action analgésiante du sulfate de magnésie serait
peut-être un argument).

Nous ne sommes donc pas arrivé à résoudre le problème ; on nous tiendra compte d'avoir réuni ces différents cas et les rares interprétations qui s'y rattachent, et,
le problème n'étant pas résolu, d'avoir, au moins, essayé
de le poser.

CONCLUSIONS

Nous avons consacré notre thèse à l'étude détaillée d'une observation de sclérose latérale amyotrophique, présentant quelques symptômes rares, et dont l'observation porte comme traits essentiels, la présence de phénomènes douloureux et d'une paraplégie dite en flexion. L'autopsie montrait des lésions des cornes antérieures et des cordons latéraux.

Nous avons tracé un tableau aussi bref que possible de la sclérose latérale amyotrophique type, et de ses principales anomalies.

En ce qui concerne les troubles douloureux qui constituent une modalité rare de la maladie de Charcot, nous avons rassemblé les quelques observations particulièrement édifiantes à cet égard. Ces troubles douloureux sont variables comme caractère, intensité, répétition.

On peut invoquer dans les observations mentionnées, le rôle dans l'élément douleur d'inflammations méningées, nerveuses, d'une extension légère du processus dégénératif aux cordons postérieurs, d'une algie d'origine centrale. Les autopsies manquent en général pour donner la preuve de telle ou telle de ces hypothèses.

La présence chez la malade dont nous rapportons l'observation, du type de paraplégie en flexion, dont l'intérêt vient d'être porté récemment à la Société de Neurologie par les observations de Claude, de Souques, et la communication de Babinski, nous a permis de rassembler ces quelques cas pour constituer leur physionomie clinique. Des quelques hypothèses qui ont été émises, nous n'avons pu extraire une hypothèse suffisante pour expliquer ces cas d'origine anatomique assez différente, et dont l'essence vraie au point de vue contracture, est niée par certains auteurs.

Notre cas demeure tout au moins la première manifestation décrite de pareils phénomènes dans la sclérose latérale amyotrophique, et son intérêt légitime l'étude que nous en avons faite.

BIBLIOGRAPHIE

ANGLADA. — Sclérose latérale amyotrophique à forme douloureuse, paraplégie en flexion intense. Société des
sciences médicales de Montpellier, 23 juin 1911.

BABINSKI. — Société médicale des hôpitaux de Paris, 1899.
Sur une forme de paraplégie spasmodique consécutive à une lésion organique, sans dégénération du
système pyramidal.

— Société de Neurologie, 1911, 12 janvier. Paraplégie spasmodique organique avec contracture en
flexion et contractions musculaires involontaires.

— Contractures organiques et hystériques. Bull. Soc.
Méd. des Hôpitaux, 1893.

— Etude anatomique et clinique sur la sclérose en
plaques. Thèse Paris, 1885.

BLUMENTHAL. — Sclérose latérale à début bulbaire. In thèse
Florand, 1887.

BONARDI. — Sclérose à début bulbaire. Rev. de neurologie,
1897.

BRISSAUD. — Leçons sur les maladies du système nerveux.

BROCQ. — Des contractures. Thèse de Paris, 1888.

CESTAN. — Thèse de Paris, 1899.

CHARCOT. — Leçons sur les maladies du système nerveux,
1886, tome II, p. 126 et 1874.

— Leçons sur les localisations, 1896-1880.

— Archives de Neurologie, 1885 (avec Marie).

CHARCOT J.-B. — Contribution à l'étude de la maladie de Charcot.

CHARTIER et KOJEVNIKOFF. — Société de neurologie, 5 juillet 1906. Sclérose latérale à début douloureux et atypique.

CLAUDE. — Sur la paraplégie avec contracture en flexion. Encéphale, 1910. Société de neurologie, 12 janvier 1911.

CLAUDE et LEJONNE. — Quelques symptômes rares au cours de la sclérose latérale amyotrophique. Société de neurologie, 8 novembre 1906.

COHEN. — Des troubles sphinctériens et génitaux dans la sclérose en plaque. Thèse de Paris, 1903.

DEBOVE et GOMBAULT. — Contribution à l'étude de la sclérose latérale. Archives de physiologie, 1879.

DEJERINE et THOMAS. — Maladie de la moelle. Traité de Brouardel.

FLEURY (de). — Traité des maladies du système nerveux.

FLORAND. — Contribution à l'étude de la sclérose latérale amyotrophique. Thèse de Paris, 1887.

FRAENKEL. — Zür Lehre von den Geschwulsten der Ruknmarkshaute. Deutsch med. Voch, 1899.

GALLET. — Les différents débuts de la sclérose latérale amyotrophique. Thèse de Paris, 1907.

GOMBAULT. — Etude sur la sclérose latérale amyotrophique.

GUILLAIN. — Congrès international de médecine, 1900.

GRASSET et RAUZIER. — Traité des maladies du système nerveux.

JENDRASSIK. — Rapport au congrès international de Paris, 1900, section de neurologie.

KOJEWNIKOFF. — Atrophie non systématisée dans deux cas de sclérose latérale amyotrophique. Société de neurologie, 1906.

KOJEWNIKOFF et CHARTIER. — (Voir Chartier). Société de neurologie, 5 juillet 1906.

LAMBRIOR. — Un cas de sclérose latérale amyotrophique à début douloureux et atypique et à atrophie non systématisée. Bulletin des médecins et naturalistes de Jassy, 1906.

LARDEAU. — Contribution à l'étude de la syringomyélie. Thèse de Bordeaux, 1907.

LEJONNE et CLAUDE. — (Voir Claude). Société de neurologie, 8 novembre 1906.

LEJONNE et LHERMITTE. — Un cas de sclérose latérale amyotrophique anormale avec autopsie. Revue de neurologie, 5 avril 1906.

LEJONNE. — Sclérose en plaque à forme de sclérose latérale amyotrophique. Thèse Paris, 1903.

LHERMITTE. — Paraplégie chez les vieillards. Thèse de Paris, 1907.

MARBÉ. — Sur un cas de maladie de Charcot. Société roumaine de neurologie et psychologie, 8 décembre 1906.

MARIE. — Les maladies de la moelle. 1892.

MARINESCO. — Sclérose en plaque guérie par la radiothérapie. Romănia medicalia, 1908.

NOICA. — Le mécanisme de la contracture. Nouvelle Iconographie de la Salpétrière, mars-avril, 1909.

— Sur la contracture des membres en flexion. Société de neurologie, 5 février 1909.

— Sur le type en extension du membre supérieur à l'état de contracture. Société de neurologie, 6 mai 1909.

— La pseudo-contracture spasmodique hystérique. Société de neurologie, 7 janvier 1909.

Noica. — Comment devons-nous définir la contracture ?
Revue de neurologie, 28 février 1911.

Parrot. — Variations de la spasmodicité dans la sclérose latérale amyotrophique. Thèse de Paris, 1903.

Pott. — Sclérose latérale amyotrophique où les symptômes furent unilatéraux et ascendants. Médical bulletin, juillet et août 1905.

Préobajenski. — Contribution à l'étude de la sclérose
latérale amyotrophique. Journal (de Korsakoff) de
neuropathologie et de psychiâtrie, 1904.

Raymond. — Cliniques sur les maladies du système nerveux.

Raymond et Risklin. — Congrès international de médecine
de 1900.

Santini. — Forme atypique de sclérose latérale amyotrophique. Riforma medica, 2 décembre 1906.

Souques. — Paraplégie spasmodique organique avec contracture en flexion et exagération des réflexes cutanés de défense. Société de neurologie, 2 mars 1911.

— Société de neurologie, 12 janvier 1911. (Au sujet de
la communication de Babinski.)

Williamson. — Sclérose latérale amyotrophique et atrophie musculaire progressive. The Edinburg journal
med. Association, août 1907.

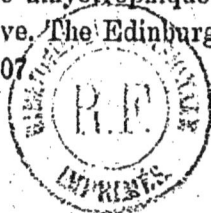

SERMENT

En présence des Maîtres de cette Ecole, de mes chers condisciples et devant l'effigie d'Hippocrate, je promets et je jure, au nom de l'Etre suprême, d'être fidèle aux lois de l'honneur et de la probité dans l'exercice de la Médecine. Je donnerai mes soins gratuits à l'indigent, et n'exigerai jamais un salaire au-dessus de mon travail. Admise dans l'intérieur des maisons, mes yeux ne verront pas ce qui s'y passe ; ma langue taira les secrets qui me seront confiés, et mon état ne servira pas à corrompre les mœurs, ni à favoriser le crime. Respectueuse et reconnaissante envers mes Maîtres, je rendrai à leurs enfants l'instruction que j'ai reçue de leurs pères.

Que les hommes m'accordent leur estime si je suis fidèle à mes promesses ! Que je sois couverte d'opprobre et méprisée de mes confrères si j'y manque.

www.ingramcontent.com/pod-product-compliance
Lightning Source LLC
Chambersburg PA
CBHW050521210326
41520CB00012B/2385